Toutes les astuces pour un ventre plat

Conseils pratiques, exercices efficaces et secrets minceur

Emilia Martin

<u>*Table des matières :*</u>

Introduction

Conclusion

Introduction

Avoir un ventre plat n'est pas seulement une question d'esthétique, c'est aussi un signe de santé et de bien-être. Un ventre tonique et ferme peut vous donner confiance en vous et vous aider à vous sentir mieux dans votre peau. Cependant, atteindre cet objectif peut parfois sembler un défi insurmontable, surtout lorsque l'on est submergé par la multitude de conseils contradictoires sur la manière d'y parvenir.

C'est précisément là que ce livre entre en jeu. "Toutes les astuces pour un ventre plat" est un guide complet qui rassemble les meilleures stratégies, les conseils les plus efficaces, les trucs les plus pratiques et les exercices les plus ciblés pour vous aider à sculpter votre abdomen et à obtenir le ventre plat que vous avez toujours désiré.

Que vous ayez déjà commencé votre parcours vers un ventre plat ou que vous envisagiez de le faire, ce livre est conçu pour vous fournir les informations nécessaires pour réussir. Nous démystifierons les mythes entourant la perte de graisse abdominale, vous donnerons des conseils pratiques pour une alimentation saine, vous montrerons les meilleurs exercices pour renforcer vos abdominaux, et bien plus encore.

Chaque chapitre de ce livre se concentre sur une astuce ou un conseil spécifique, vous permettant de personnaliser votre approche en fonction de vos besoins et de vos objectifs personnels. Que vous cherchiez à perdre du poids, à tonifier votre ventre ou simplement à adopter un mode de vie plus sain, vous trouverez ici des informations pratiques et faciles à suivre.

Nous sommes ravis de vous accompagner dans votre voyage vers un ventre plat et en pleine santé. Préparez-vous à découvrir les secrets pour obtenir des résultats durables et à vous sentir mieux que jamais. Sans plus tarder, plongeons dans le monde des astuces pour un ventre plat.

Chapitre 1 : Alimentation pour un ventre plat

Un ventre plat commence dans la cuisine. Ce premier chapitre se penche sur l'importance de l'alimentation dans la réduction de la graisse abdominale. Nous explorerons des astuces nutritionnelles éprouvées pour vous aider à atteindre votre objectif d'un ventre plat, ainsi que les aliments que vous devriez privilégier et ceux que vous devriez éviter.

Astuces nutritionnelles pour réduire la graisse abdominale

1. **Manger des repas équilibrés :** L'un des secrets d'un ventre plat réside dans la régularité de votre alimentation. Évitez les sauts de repas, car cela peut perturber votre métabolisme. Optez pour des repas équilibrés comprenant des protéines maigres, des légumes, des céréales complètes et des graisses saines.
2. **Contrôler les portions :** Surveiller la taille de vos portions est essentiel. Manger lentement et prendre le temps de savourer chaque bouchée peut vous aider à éviter de trop manger.
3. **Réduire les glucides raffinés :** Les glucides raffinés, tels que le pain blanc et les

pâtisseries, peuvent provoquer des pics de sucre dans le sang et favoriser le stockage de graisse abdominale. Optez plutôt pour des glucides complexes comme l'avoine, le riz brun et les légumes.

4. **Choisir des sources de protéines maigres :** Les protéines sont essentielles pour la construction musculaire et la combustion des graisses. Incluez des sources maigres comme le poulet, le poisson, le tofu et les légumineuses dans votre alimentation.

5. **Favoriser les graisses saines :** Les graisses saines, comme celles trouvées dans les avocats, les noix, les graines de chia et l'huile d'olive, peuvent favoriser la satiété et aider à réduire la graisse abdominale.

6. **Éviter les sucres ajoutés :** Les sucres ajoutés se cachent souvent dans les aliments transformés et les boissons sucrées. Lisez les étiquettes et limitez votre consommation de sucre.

Aliments à privilégier et à éviter

- **À privilégier :**
  - Les légumes verts à feuilles, riches en fibres et en nutriments.
  - Les fruits frais, en particulier ceux riches en fibres comme les baies.

- Les sources de protéines maigres, comme le poulet, la dinde et le poisson.
  - Les produits laitiers faibles en matières grasses ou les alternatives non laitières riches en calcium.
  - Les grains entiers, comme l'avoine, le quinoa et le riz brun.
  - Les graisses saines, telles que les avocats, les noix, les graines de lin et l'huile d'olive.
- **À éviter :**
  - Les aliments riches en sucre ajouté, comme les sodas et les bonbons.
  - Les glucides raffinés, tels que le pain blanc et les pâtes.
  - Les aliments frits et gras.
  - Les aliments transformés contenant des additifs et des conservateurs.
  - Les excès d'alcool, qui peuvent contribuer à la prise de poids autour de la taille.

En suivant ces astuces nutritionnelles et en faisant des choix alimentaires judicieux, vous serez sur la voie de la réduction de la graisse abdominale et de l'obtention du ventre plat que vous désirez. N'oubliez pas que la persévérance et la cohérence dans vos habitudes alimentaires sont la clé du succès à long terme.

Chapitre 2 : Exercices ciblés pour les abdominaux

Dans ce chapitre, nous plongeons dans le monde des exercices spécifiques qui vous aideront à tonifier et à renforcer vos muscles abdominaux. Nous avons sélectionné les meilleurs exercices pour cibler cette zone clé de votre corps. Vous trouverez des instructions détaillées pour chaque exercice, vous permettant de les exécuter correctement et en toute sécurité.

Sélection des meilleurs exercices pour tonifier les muscles abdominaux

1. **Les crunchs classiques :** Les crunchs sont un exercice de base pour renforcer la partie supérieure de vos abdominaux. Allongez-vous sur le dos, pliez les genoux et placez les pieds à plat sur le sol. Croisez les bras sur la poitrine ou placez-les derrière la tête. Soulevez lentement la tête et les épaules du sol en contractant vos abdominaux, puis revenez à la position de départ.
2. **Les relevés de jambes :** Pour travailler les muscles inférieurs de vos abdominaux, allongez-vous sur le dos avec les bras le long du corps. Levez lentement les jambes tendues

jusqu'à ce qu'elles soient à la verticale, puis abaissez-les lentement vers le sol, en gardant le bas du dos plaqué au sol.

3. **La planche :** La planche est un excellent exercice pour renforcer les muscles abdominaux profonds ainsi que les muscles du dos et des épaules. Placez-vous en position de pompes, mais appuyez-vous sur vos coudes et maintenez la position aussi longtemps que possible en contractant les abdominaux.

4. **Le gainage latéral :** Pour travailler les obliques, allongez-vous sur le côté avec le coude sous l'épaule et les jambes tendues. Soulevez les hanches du sol pour former une ligne droite de la tête aux pieds. Maintenez cette position pendant quelques secondes, puis changez de côté.

5. **Les rotations du tronc :** Asseyez-vous avec les genoux pliés et les pieds au sol. Tenez un poids ou une balle médicinale devant vous, puis tournez lentement le haut du corps vers la droite et vers la gauche en contractant les obliques.

Instructions détaillées pour chaque exercice

Pour maximiser les avantages de ces exercices, suivez ces instructions détaillées :

- Assurez-vous d'échauffer vos muscles abdominaux et lombaires avant de commencer.
- Gardez une technique correcte pour éviter les tensions inutiles. Protégez votre cou en gardant les mains derrière la tête ou croisées sur la poitrine lors de l'exécution des crunchs.
- Respirez naturellement pendant chaque répétition, en expirant à l'effort.
- Commencez par un nombre de répétitions et de séries adapté à votre niveau de condition physique, puis augmentez progressivement l'intensité au fil du temps.

L'ajout de ces exercices à votre routine d'entraînement vous aidera à sculpter vos abdominaux et à progresser vers un ventre plat et tonique. N'oubliez pas de maintenir la cohérence dans votre programme d'exercices pour des résultats durables.

Chapitre 3 : Cardio et brûlage des graisses

Dans ce chapitre, nous explorerons en profondeur l'importance du cardio dans l'atteinte de votre objectif d'un ventre plat. Vous comprendrez comment le cardio contribue au brûlage des graisses abdominales et découvrirez un programme d'entraînement cardio efficace pour vous aider à atteindre vos objectifs.

Comment le cardio contribue à un ventre plat

Le cardio, également connu sous le nom d'entraînement cardiovasculaire, joue un rôle essentiel dans la réduction de la graisse corporelle, y compris celle de la zone abdominale. Voici comment il contribue à un ventre plat :

1. **Brûlage de calories** : Les exercices cardiovasculaires, tels que la course à pied, le vélo et la natation, augmentent la dépense calorique, ce qui peut aider à créer un déficit calorique nécessaire à la perte de graisse.
2. **Réduction de la graisse corporelle totale :** Le cardio cible la graisse stockée dans tout le corps, y compris la graisse abdominale. À mesure que vous perdez de la graisse globalement, votre ventre devient plus plat.

3. **Amélioration du métabolisme :** L'entraînement cardio régulier peut stimuler votre métabolisme de base, ce qui signifie que vous brûlerez plus de calories même au repos.
4. **Réduction du stress :** Le cardio contribue à la réduction du stress, ce qui peut prévenir la prise de poids abdominale liée au stress.

Programme d'entraînement cardio efficace

Voici un exemple de programme d'entraînement cardio pour vous aider à réduire la graisse abdominale et à travailler vers un ventre plat :

1. **Marche rapide :** Commencez par des sessions de marche rapide de 30 minutes, 3 à 4 fois par semaine. Augmentez progressivement la durée et l'intensité au fil du temps.
2. **Course à pied :** Intégrez la course à pied dans votre programme, en commençant par des sessions de 20 à 30 minutes. Augmentez progressivement la distance et la vitesse.
3. **Vélo :** Faites du vélo pendant 30 à 45 minutes, 3 fois par semaine. Alternez entre des séances à intensité modérée et élevée.
4. **Entraînement par intervalles :** Intégrez des séances d'entraînement par intervalles, où vous alternez entre des périodes d'effort intense (comme la course rapide) et des périodes de récupération.

5. **Natation :** La natation est un excellent exercice cardio. Essayez de nager pendant 30 à 45 minutes à chaque session.
6. **Choisissez des activités que vous aimez :** L'essentiel est de choisir des activités cardiovasculaires que vous appréciez, car vous aurez plus de chances de rester cohérent.

N'oubliez pas de consulter un professionnel de la santé ou un entraîneur personnel avant de commencer un nouveau programme d'entraînement, surtout si vous avez des problèmes de santé préexistants. En combinant un entraînement cardio efficace avec une alimentation équilibrée, vous êtes sur la voie d'un ventre plat et en pleine forme.

Chapitre 4 : Astuces pour réduire les ballonnements

Ce chapitre se penche sur un problème courant qui peut donner l'illusion d'un ventre plus gros : les ballonnements. Nous examinerons des conseils pratiques pour éviter les ballonnements et un ventre gonflé, ainsi que les aliments et les habitudes à adopter pour maintenir un ventre plat.

Conseils pour éviter les ballonnements et un ventre gonflé

1. **Mangez lentement et mastiquez bien :** Prendre le temps de manger et mastiquer correctement les aliments permet de réduire la quantité d'air que vous avalez, ce qui peut causer des ballonnements.
2. **Évitez les boissons gazeuses :** Les sodas et les boissons gazeuses peuvent piéger de l'air dans votre estomac, provoquant des ballonnements. Optez plutôt pour de l'eau plate, du thé ou de l'eau infusée de fruits.
3. **Évitez les chewing-gums :** La mastication de chewing-gums peut entraîner l'ingestion d'air supplémentaire, ce qui peut contribuer aux ballonnements.

4. **Réduisez la consommation de sel :** Les aliments riches en sel peuvent entraîner une rétention d'eau, donnant l'impression d'un ventre gonflé. Limitez la quantité de sel dans votre alimentation.

5. **Faites attention aux aliments gazogènes :** Certains aliments, comme les haricots, les brocolis, les choux de Bruxelles et les légumineuses, peuvent provoquer des gaz et des ballonnements chez certaines personnes. Essayez de les consommer avec modération ou de les préparer de manière à réduire leur teneur en gaz.

Aliments et habitudes à adopter

1. **Favorisez les aliments riches en fibres solubles :** Les fibres solubles, trouvées dans les avocats, les bananes, les pommes, et les grains entiers, peuvent aider à réguler la digestion et à réduire les ballonnements.

2. **Buvez beaucoup d'eau :** L'eau aide à prévenir la rétention d'eau et favorise une digestion saine. Assurez-vous de boire suffisamment tout au long de la journée.

3. **Incorporez des probiotiques :** Les probiotiques présents dans le yogourt, le kéfir et les suppléments peuvent favoriser une flore intestinale saine et réduire les ballonnements.

4. **Mangez des aliments anti-inflammatoires :** Certains aliments, comme le gingembre, le curcuma et les baies, ont des propriétés anti-inflammatoires qui peuvent aider à réduire l'inconfort abdominal.

5. **Pratiquez la gestion du stress :** Le stress peut affecter la digestion. Essayez des techniques de gestion du stress, telles que la méditation et la respiration profonde, pour réduire les ballonnements liés au stress.

En adoptant ces conseils et en faisant des ajustements simples dans votre alimentation et vos habitudes, vous pouvez minimiser les ballonnements et vous rapprocher d'un ventre plat et confortable. Gardez à l'esprit que chaque individu réagit différemment aux aliments, donc il peut être utile de tenir un journal alimentaire pour identifier les déclencheurs spécifiques de vos ballonnements.

Chapitre 5 : Gestion du stress pour un ventre plat

Ce chapitre se concentre sur un facteur souvent sous-estimé qui peut contribuer à la prise de poids abdominale : le stress. Vous découvrirez des techniques de gestion du stress pour éviter la suralimentation émotionnelle, ainsi que des méthodes de méditation, de respiration et de relaxation pour maintenir un ventre plat en toute tranquillité.

Techniques de gestion du stress pour éviter la suralimentation émotionnelle

1. **La conscience émotionnelle :** Apprenez à reconnaître vos émotions et à identifier les déclencheurs du stress qui vous poussent à manger émotionnellement.
2. **La méditation de pleine conscience :** La méditation de pleine conscience vous aide à rester présent et à gérer le stress en observant vos pensées et vos émotions sans jugement.
3. **La gestion du temps :** Organisez votre temps de manière à réduire les sources de stress. La planification efficace peut vous aider à éviter la précipitation et l'anxiété.
4. **L'activité physique :** L'exercice régulier libère des endorphines, les hormones du bonheur,

qui peuvent réduire le stress et l'envie de manger émotionnellement.

5. **Le soutien social :** Partager vos émotions avec des amis, la famille ou un professionnel de la santé mentale peut être un moyen efficace de réduire le stress.

Méditation, respiration et relaxation

1. **Méditation guidée :** La méditation guidée vous permet de vous concentrer sur des pensées positives, de calmer votre esprit et de réduire le stress.

2. **Respiration profonde :** La respiration profonde peut être pratiquée n'importe où et à tout moment. Inspirez profondément par le nez pendant quelques secondes, retenez votre souffle, puis expirez lentement par la bouche. Cette technique peut apaiser instantanément le stress.

3. **Relaxation musculaire progressive :** Cette méthode implique la tension et la relaxation de différents groupes musculaires pour relâcher la tension corporelle et mentale.

4. **Yoga :** Le yoga combine des postures physiques, la respiration et la méditation pour favoriser la relaxation et la réduction du stress.

5. **Bains apaisants :** Un bain chaud avec des sels d'Epsom ou des huiles essentielles peut détendre les muscles et l'esprit.

La gestion du stress est essentielle pour maintenir un ventre plat, car le stress chronique peut augmenter la production de cortisol, une hormone associée au stockage de graisse abdominale. En incorporant ces techniques de gestion du stress dans votre routine quotidienne, vous pouvez non seulement prévenir la suralimentation émotionnelle, mais aussi favoriser un ventre plat et une meilleure santé globale.

Chapitre 6 : Sommeil et perte de poids

Dans ce chapitre, nous explorerons le rôle crucial du sommeil de qualité dans l'obtention d'un ventre plat. Vous comprendrez l'importance d'un sommeil réparateur et découvrirez des conseils pratiques pour améliorer la qualité de votre sommeil.

L'importance d'un sommeil de qualité pour un ventre plat

Le sommeil est un élément souvent négligé de la perte de poids et du maintien d'un ventre plat. Voici pourquoi un sommeil de qualité est essentiel :

1. **Régulation de l'appétit :** Un sommeil insuffisant perturbe la régulation de l'appétit, augmentant la faim et les envies de sucre et de glucides, ce qui peut entraîner une suralimentation.
2. **Contrôle hormonal :** Le manque de sommeil peut entraîner une augmentation de la production de l'hormone du stress, le cortisol, qui favorise le stockage de graisse abdominale.
3. **Réparation et récupération :** Le sommeil est essentiel pour la réparation et la croissance

musculaire, ce qui contribue à un métabolisme actif et à la réduction de la graisse corporelle.

4. **Énergie pour l'exercice :** Un sommeil de qualité vous donne l'énergie nécessaire pour l'exercice régulier, y compris les séances d'entraînement ciblées pour un ventre plat.

Conseils pour améliorer votre sommeil

1. **Établissez une routine de sommeil :** Allez au lit et réveillez-vous à la même heure tous les jours, même les week-ends, pour réguler votre horloge biologique.

2. **Créez un environnement propice au sommeil :** Assurez-vous que votre chambre est sombre, calme et à une température confortable.

3. **Évitez les écrans avant le coucher :** La lumière bleue des écrans de télévision, d'ordinateur et de téléphone peut perturber la production de mélatonine, l'hormone du sommeil. Évitez-les au moins une heure avant de vous coucher.

4. **Évitez la caféine et l'alcool tard dans la journée :** Ces substances peuvent perturber le sommeil. Limitez leur consommation dans l'après-midi et en soirée.

5. **Faites de l'exercice régulièrement :** L'exercice peut améliorer la qualité du sommeil,

mais évitez l'exercice intense quelques heures avant de vous coucher.

6. **Évitez les repas lourds avant le coucher :** Les repas copieux et épicés peuvent provoquer des brûlures d'estomac et perturber le sommeil. Préférez des collations légères si nécessaire.

7. **Pratiquez la relaxation :** Des techniques de relaxation, telles que la méditation et la respiration profonde, peuvent vous aider à vous détendre avant le coucher.

8. **Gérez le stress :** La gestion du stress est essentielle pour un sommeil de qualité. Utilisez des méthodes de gestion du stress, comme la méditation ou la journalisation, pour apaiser l'esprit avant le coucher.

En améliorant la qualité de votre sommeil, vous soutiendrez vos efforts pour obtenir un ventre plat et une meilleure santé globale. Le sommeil est un élément crucial de votre parcours vers une silhouette plus mince et plus tonique.

Chapitre 7 : Hydratation optimale

Dans ce chapitre, nous explorerons le lien essentiel entre l'hydratation et la réduction de la graisse abdominale. Vous comprendrez pourquoi maintenir une hydratation adéquate est crucial pour atteindre un ventre plat, et vous découvrirez quelle quantité d'eau vous devriez boire chaque jour pour obtenir les meilleurs résultats.

Lien entre l'hydratation et la réduction de la graisse abdominale

L'hydratation joue un rôle crucial dans la perte de poids et la réduction de la graisse abdominale. Voici comment l'eau peut vous aider à atteindre un ventre plat :

1. **Contrôle de l'appétit :** Boire de l'eau avant les repas peut vous aider à vous sentir plus rassasié, réduisant ainsi votre apport calorique total.
2. **Élimination des toxines :** L'eau aide à éliminer les toxines de votre corps, favorisant ainsi un métabolisme sain et une meilleure digestion.
3. **Augmentation de la combustion des graisses :** Une hydratation adéquate est

essentielle pour que vos cellules brûlent efficacement les graisses stockées.

4. **Réduction de la rétention d'eau :** Lorsque vous êtes bien hydraté, votre corps est moins susceptible de retenir l'eau, ce qui peut donner l'impression d'un ventre plus plat.

Quelle quantité d'eau boire chaque jour

La quantité d'eau nécessaire peut varier d'une personne à l'autre en fonction de plusieurs facteurs, notamment l'âge, le poids, le niveau d'activité et le climat. Cependant, une règle générale couramment recommandée est de viser environ 2 à 3 litres (8 à 10 verres) d'eau par jour.

Voici quelques conseils pour maintenir une hydratation optimale :

- Buvez de l'eau régulièrement tout au long de la journée plutôt que de boire de grandes quantités à la fois.
- Écoutez votre corps. Si vous avez soif, buvez de l'eau. La couleur de votre urine peut également être un indicateur de votre hydratation. Une urine pâle est généralement un signe que vous êtes bien hydraté.
- N'oubliez pas que certaines personnes peuvent avoir besoin de plus ou moins d'eau en fonction de leurs besoins individuels. Si vous êtes très

actif ou si vous vivez dans un climat chaud, vous devrez peut-être boire davantage.

- N'oubliez pas que l'eau n'est pas la seule source d'hydratation. Les fruits et légumes riches en eau, tels que le concombre et la pastèque, contribuent également à votre apport hydrique.

En maintenant une hydratation adéquate et en buvant suffisamment d'eau tout au long de la journée, vous pouvez soutenir vos efforts pour obtenir un ventre plat et une meilleure santé globale. L'eau est un élément essentiel de votre succès dans votre quête d'une silhouette plus mince et plus tonique.

Chapitre 8 : Astuces pour contrôler les fringales

Dans ce chapitre, nous plongerons dans l'art de contrôler les fringales, un défi courant sur la route vers un ventre plat. Vous découvrirez des stratégies pour éviter les grignotages impulsifs et des aliments qui peuvent vous aider à calmer la faim de manière saine.

Stratégies pour éviter les grignotages impulsifs

1. **Mangez des repas équilibrés :** Assurez-vous que chaque repas contient une combinaison de protéines maigres, de glucides complexes, de graisses saines et de fibres. Cela maintiendra votre sensation de satiété plus longtemps et réduira les fringales.
2. **Planifiez vos collations :** Prévoyez des collations saines pour éviter de céder aux grignotages impulsifs. Ayez des options telles que des légumes coupés en bâtonnets, des fruits ou des noix à portée de main.
3. **Buvez de l'eau :** Parfois, la soif est confondue avec la faim. Avant de grignoter, essayez de boire un verre d'eau pour voir si cela calme votre appétit.

4. **Mangez consciemment :** Prenez le temps de savourer chaque bouchée et mangez lentement. Cela permet à votre cerveau de signaler plus tôt que vous êtes rassasié.
5. **Gérez le stress :** Le stress peut déclencher des fringales émotionnelles. Pratiquez des techniques de gestion du stress pour réduire ce facteur déclencheur.

Aliments qui aident à calmer la faim

1. **Les légumes riches en fibres :** Les légumes comme les carottes, le céleri et le concombre sont riches en fibres et faibles en calories, ce qui en fait d'excellentes options pour calmer la faim.
2. **Les fruits :** Les fruits comme les pommes, les baies et les agrumes sont naturellement sucrés et riches en fibres, ce qui peut satisfaire votre envie de sucre de manière saine.
3. **Les protéines maigres :** Les protéines maigres, telles que le poulet, la dinde, le tofu et les poissons, sont très rassasiantes. Elles aident à stabiliser la glycémie et à éviter les fringales.
4. **Les amandes et les noix :** Les amandes, les noix et les noix de cajou sont riches en graisses saines et en protéines, ce qui les rend idéales pour calmer la faim.

5. **Le yaourt grec :** Le yaourt grec est une source de protéines qui peut vous aider à vous sentir rassasié. Choisissez des variétés non sucrées pour éviter les excès de sucre.

En adoptant ces stratégies pour contrôler les fringales et en incorporant des aliments rassasiants dans votre alimentation, vous pouvez éviter les grignotages impulsifs et progresser vers un ventre plat en maintenant une alimentation équilibrée. La gestion de l'appétit joue un rôle clé dans votre succès pour atteindre vos objectifs de santé et de forme physique.

Chapitre 9 : Superaliments pour un ventre plat

Dans ce chapitre, nous explorerons les superaliments qui peuvent favoriser la perte de poids et vous rapprocher d'un ventre plat. Vous découvrirez ces aliments exceptionnels et comment les incorporer judicieusement dans votre alimentation pour des résultats optimaux.

Découverte de superaliments qui favorisent la perte de poids

1. **Les baies (comme les myrtilles et les framboises) :** Les baies sont riches en antioxydants, en fibres et en vitamines. Elles peuvent favoriser la perte de poids en aidant à contrôler l'appétit et en stabilisant la glycémie.
2. **Les légumes à feuilles vertes (comme les épinards et le chou frisé) :** Ces légumes sont faibles en calories mais riches en fibres, en vitamines et en minéraux. Ils favorisent la satiété et apportent une variété de nutriments essentiels.
3. **Les graines de chia :** Les graines de chia sont une source exceptionnelle de fibres et d'acides gras oméga-3. Elles absorbent l'eau et gonflent dans l'estomac, favorisant ainsi la satiété.

4. **Les avocats :** Les avocats sont riches en graisses saines, en fibres et en potassium. Ils peuvent aider à réduire les fringales et à maintenir un équilibre électrolytique optimal.
5. **Les noix et les amandes :** Ces fruits secs sont riches en graisses saines, en protéines et en fibres, ce qui les rend rassasiants et bénéfiques pour la perte de poids.
6. **Le thé vert :** Le thé vert est riche en catéchines, des antioxydants qui ont été associés à la perte de graisse abdominale. Il peut également stimuler le métabolisme.

Comment les incorporer dans votre alimentation

- Ajoutez des baies à votre yaourt, à vos céréales ou à vos smoothies pour une touche de douceur et de nutriments.
- Intégrez des légumes à feuilles vertes dans vos salades, vos sautés ou vos smoothies verts.
- Mélangez des graines de chia dans votre eau, votre yaourt ou vos préparations de desserts pour augmenter votre apport en fibres.
- Utilisez des avocats pour garnir vos toasts, vos salades ou préparez une délicieuse guacamole.
- Grignotez des noix ou des amandes comme collation saine entre les repas.

- Buvez du thé vert tout au long de la journée pour profiter de ses bienfaits.

L'incorporation de ces superaliments dans votre alimentation peut non seulement favoriser la perte de poids, mais aussi vous fournir une variété de nutriments essentiels pour une santé optimale. En les incluant judicieusement dans vos repas et collations, vous soutenez votre quête d'un ventre plat et d'une meilleure condition physique.

Chapitre 10 : Compléments alimentaires et ventre plat

Dans ce chapitre, nous aborderons le rôle des compléments alimentaires dans la réalisation de votre objectif de ventre plat. Vous découvrirez les compléments qui peuvent soutenir vos efforts et des recommandations pour les utiliser en toute sécurité.

Les compléments qui peuvent soutenir votre objectif de ventre plat

1. **Probiotiques :** Les probiotiques sont des suppléments contenant des bactéries bénéfiques pour la santé intestinale. Ils peuvent aider à équilibrer la flore intestinale, favorisant ainsi une digestion saine et la réduction des ballonnements.
2. **Fibres solubles :** Les suppléments de fibres solubles, comme le psyllium, peuvent aider à augmenter la sensation de satiété, ce qui peut réduire les fringales.
3. **Acides gras oméga-3 :** Les oméga-3, souvent trouvés sous forme de suppléments d'huile de poisson, ont des propriétés anti-inflammatoires et peuvent soutenir une perte de graisse abdominale.

4. **L-carnitine** : La L-carnitine est un acide aminé qui peut aider à augmenter la combustion des graisses, favorisant ainsi la perte de poids.
5. **Thé vert :** Les suppléments de thé vert contiennent des extraits concentrés de catéchines, les antioxydants présents dans le thé vert. Ils peuvent aider à stimuler le métabolisme et à brûler les graisses.

Recommandations pour l'utilisation de compléments en toute sécurité

Avant de commencer tout supplément, il est important de consulter un professionnel de la santé ou un nutritionniste pour obtenir des conseils personnalisés. Voici quelques recommandations pour une utilisation sécuritaire des compléments :

- Respectez toujours les instructions de dosage recommandées sur l'étiquette du produit.
- Informez votre professionnel de la santé de tous les compléments que vous prenez, car ils peuvent interagir avec certains médicaments ou avoir des effets indésirables.
- Choisissez des compléments de haute qualité auprès de fabricants réputés.
- Évitez de prendre une grande variété de compléments en même temps, car cela peut entraîner des déséquilibres nutritionnels.

- N'utilisez pas de compléments comme substituts d'une alimentation saine et équilibrée. Ils doivent être considérés comme un complément à votre régime alimentaire.
- Surveillez attentivement votre réponse à tout complément et cessez de l'utiliser si vous ressentez des effets indésirables.

Les compléments alimentaires peuvent être un outil utile pour soutenir vos efforts en matière de ventre plat, mais ils ne doivent pas remplacer une alimentation équilibrée et un mode de vie sain. Ils doivent être utilisés de manière avisée et en consultation avec un professionnel de la santé pour garantir leur efficacité et leur sécurité.

Chapitre 11 : Astuces de motivation et de persévérance

Dans ce chapitre, nous examinerons les astuces de motivation et de persévérance qui sont essentielles pour rester engagé tout au long de votre parcours vers un ventre plat. Vous découvrirez comment maintenir une motivation constante et l'importance du soutien social et de l'auto-motivation.

Comment rester motivé tout au long de votre parcours

1. **Fixez des objectifs clairs :** Définissez des objectifs spécifiques, mesurables, atteignables, pertinents et limités dans le temps (objectifs SMART). Avoir des objectifs concrets vous donne quelque chose à viser.
2. **Suivez vos progrès :** Tenez un journal de vos activités, de vos habitudes alimentaires et de vos réalisations. Le suivi de vos progrès vous permet de voir les résultats au fil du temps.
3. **Récompensez-vous :** Récompensez-vous pour les étapes importantes de votre parcours. Cela renforce la motivation en associant des expériences positives à vos efforts.
4. **Visualisez votre réussite :** Imaginez-vous atteindre votre objectif de ventre plat.

Visualisez les détails de votre succès, ce qui peut renforcer votre détermination.

5. **Trouvez un partenaire d'entraînement :** Entraîner avec un ami ou un partenaire d'exercice peut être une source de motivation et de responsabilité mutuelle.

Le rôle du soutien social et de l'auto-motivation

1. **Soutien social :** Partagez vos objectifs avec vos amis, votre famille ou un groupe de soutien. Le soutien social peut vous encourager, vous responsabiliser et vous aider à surmonter les défis.

2. **Créez un environnement favorable :** Modifiez votre environnement pour qu'il soutienne vos objectifs. Par exemple, gardez des aliments sains à portée de main et éliminez les tentations malsaines de votre maison.

3. **Pratiquez l'auto-motivation :** Développez des techniques d'auto-motivation, telles que la pensée positive, l'auto-affirmation et l'auto-encouragement. Apprenez à vous remotiver lorsque vous faites face à des revers.

4. **Acceptez les erreurs :** Comprenez que les erreurs et les obstacles font partie du processus. Ne soyez pas trop dur avec vous-même en cas d'échec occasionnel. Apprenez de vos erreurs et continuez à avancer.

5. **Recherchez l'inspiration :** Lisez des histoires de réussite, suivez des modèles inspirants sur les réseaux sociaux et recherchez l'inspiration pour maintenir votre motivation.

La motivation et la persévérance jouent un rôle essentiel dans la réalisation de vos objectifs de ventre plat. En utilisant ces astuces de motivation et en intégrant le soutien social et l'auto-motivation dans votre routine, vous serez mieux préparé pour surmonter les obstacles et maintenir votre détermination tout au long de votre parcours vers une meilleure santé et une silhouette plus mince.

Chapitre 12 : Astuces pour des résultats durables

Dans ce dernier chapitre, nous aborderons des astuces essentielles pour maintenir votre ventre plat à long terme et éviter les pièges courants de la reprise de poids. L'objectif est de vous aider à consolider vos efforts et à maintenir les résultats que vous avez obtenus.

Comment maintenir votre ventre plat à long terme

1. **Adoptez un mode de vie sain :** Plutôt que de voir votre quête d'un ventre plat comme un régime temporaire, visez un mode de vie sain et équilibré à long terme. Cela signifie continuer à manger sainement et à rester actif même après avoir atteint vos objectifs.

2. **Soyez conscient de votre alimentation :** Pratiquez la conscience alimentaire en écoutant vos signaux de faim et de satiété. Évitez les régimes stricts qui peuvent conduire à une relation malsaine avec la nourriture.

3. **Maintenez un exercice régulier :** L'exercice devrait faire partie intégrante de votre vie quotidienne. Cherchez des activités que vous aimez, ce qui rendra plus probable votre engagement à long terme.

4. **Réévaluez périodiquement vos objectifs :** Vos objectifs de santé et de forme physique peuvent évoluer avec le temps. Réévaluez-les périodiquement pour vous assurer qu'ils restent pertinents et motivants.
5. **Gérez le stress :** Le stress peut contribuer à la prise de poids abdominale. Continuez à pratiquer des techniques de gestion du stress pour maintenir un équilibre émotionnel.

Éviter les pièges courants de la reprise de poids

1. **Laissez de la place aux indulgences :** Vous n'avez pas à renoncer à tous les plaisirs alimentaires. Accordez-vous occasionnellement des indulgences modérées pour éviter la frustration.
2. **Restez vigilant :** Même lorsque vous avez atteint vos objectifs, continuez à surveiller votre alimentation et votre activité physique pour éviter la reprise de poids.
3. **Évitez les régimes yo-yo :** Les cycles de perte de poids suivis de reprises de poids peuvent être nocifs pour votre métabolisme. Visez la stabilité plutôt que l'extrême restriction.
4. **Demandez de l'aide si nécessaire :** Si vous avez des difficultés à maintenir vos résultats, envisagez de consulter un professionnel de la

santé ou un nutritionniste pour obtenir un soutien supplémentaire.
5. **Restez réaliste :** N'attendez pas des résultats spectaculaires en un temps record. La patience et la cohérence sont les clés de la réussite à long terme.

En suivant ces astuces pour des résultats durables, vous serez mieux préparé à maintenir votre ventre plat et votre santé globale à long terme. L'engagement envers un mode de vie sain et équilibré est la meilleure stratégie pour obtenir des résultats durables et profiter des bienfaits d'une meilleure condition physique.

Conclusion

Félicitations pour avoir parcouru ce guide complet sur la manière d'obtenir et de maintenir un ventre plat de manière saine et durable. Tout au long de ce livre, nous avons exploré des astuces et des conseils qui peuvent vraiment faire la différence dans votre quête pour atteindre vos objectifs de perte de poids et de condition physique. Voici quelques-unes de ces astuces clés qui méritent d'être mises en avant :

1. **Alimentation équilibrée** : L'importance d'une alimentation équilibrée et riche en aliments nutritifs a été soulignée à plusieurs reprises. Les choix alimentaires judicieux sont au cœur de tout effort de perte de poids.

2. **Exercice régulier** : L'exercice est un élément essentiel pour tonifier les muscles abdominaux et brûler les graisses. Un programme d'entraînement équilibré incluant des exercices ciblés et du cardio peut produire des résultats significatifs.

3. **Gestion du stress et sommeil de qualité** : La gestion du stress et un sommeil de qualité sont des facteurs sous-estimés mais cruciaux pour un ventre plat. Les techniques de gestion du stress et le maintien d'une routine de sommeil sain soutiennent vos efforts.

4. **Hydratation optimale** : Boire suffisamment d'eau est essentiel pour la régulation de l'appétit et la santé digestive. Une hydratation adéquate favorise également la combustion des graisses.
5. **Contrôle des fringales** : Apprendre à contrôler les fringales impulsives grâce à des stratégies d'alimentation consciente et à des choix d'aliments rassasiants est fondamental.
6. **Superaliments et compléments alimentaires** : L'incorporation de superaliments dans votre alimentation et l'utilisation judicieuse de compléments alimentaires peuvent soutenir vos efforts de perte de poids.
7. **Motivation et persévérance** : Maintenir la motivation et la persévérance tout au long de votre parcours est essentiel. Fixez des objectifs clairs, trouvez du soutien social et pratiquez l'auto-motivation.
8. **Résultats durables** : Enfin, maintenir un ventre plat à long terme exige l'adoption d'un mode de vie sain et équilibré, la gestion des pièges courants de la reprise de poids et une approche réaliste de vos objectifs.

En combinant ces astuces, en personnalisant votre parcours en fonction de vos besoins individuels et en faisant preuve de détermination et de persévérance, vous pouvez non seulement obtenir un ventre plat, mais aussi maintenir une meilleure santé globale. Rappelez-vous que le voyage vers un ventre plat est une démarche holistique qui englobe le corps et l'esprit. Prenez soin de vous, soyez patient et continuez à progresser vers une meilleure version de vous-même. Votre ventre plat et votre bien-être général en valent la peine. Bonne chance dans votre aventure vers un mode de vie plus sain et un ventre plat durable !